CONFÉRENCES HISTORIQUES

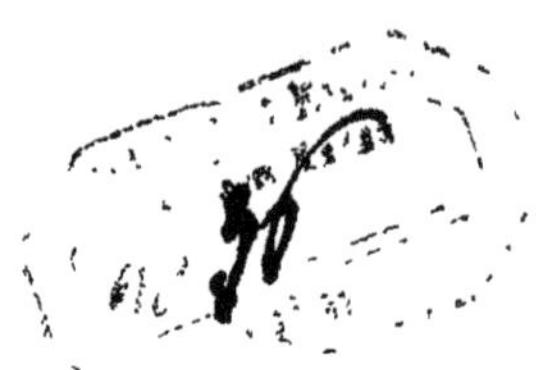

JENNER

ET LA VACCINE

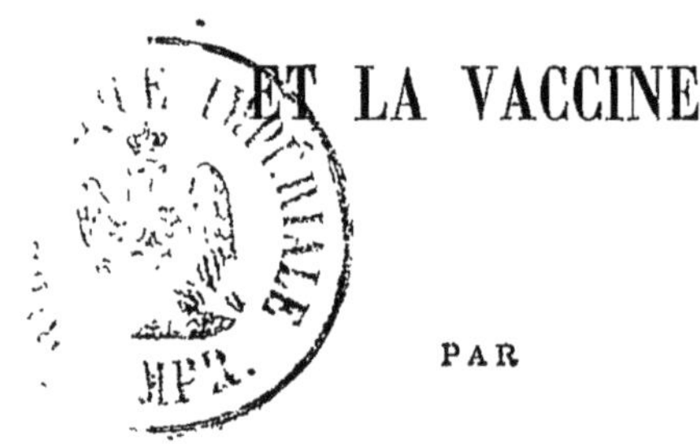

PAR

M. LE DR P. LORAIN

PARIS
GERMER-BAILLIÈRE, LIBRAIRE-ÉDITEUR
RUE DE L'ÉCOLE-DE-MÉDECINE, 17

Londres	New-York
Hipp. Baillière, 219, Regent street.	Baillière brothers, 140, broadway.

MADRID, C. BAILLY-BAILLIÈRE, PLAZA DE TOPETTE, 16.

1870

Coulommiers. — Typog. A. MOUSSIN.

JENNER

Messieurs,

J'ai entrepris de retracer dans cette conférence la vie de Jenner. Ce n'est pas seulement une biographie que je prétends faire; quelque plaisir que l'on trouve à suivre pas à pas les traces d'un grand homme, il y a plus d'intérêt encore à rechercher comment s'est faite une grande découverte. Je voudrais vous montrer combien il y a loin de la légende à la vérité historique, combien il faut de temps à un progrès utile pour se faire accepter, pour entrer réellement dans la pratique. Entre les promesses et le fait accompli, entre l'admiration platonique et l'exécution effective, il s'écoule bien des années. La découverte de Jenner, après soixante-dix ans, n'a pas encore vaincu toutes les résistances.

Il y a soixante-dix ans, en effet, que la vaccine apparut en France pour la première fois. Cette découverte fut accueillie tout d'abord avec enthousiasme; à cette époque de grandes choses, l'enthousiasme était dans les mœurs bien plus qu'aujourd'hui. Nous ne devons donc pas nous étonner de la forme lyrique que revêtait chez nos pères cette grande ardeur pour le bien, cette foi vive en l'humanité que quelques déceptions ont depuis refroidie. On traitait Jenner de grand citoyen, on le couronnait de lierre comme jadis les héros de Lacédémone. Vous penserez comme moi qu'il faut bien se garder de critiquer ce langage suranné et cette forme naïve de l'admiration. Si l'on pesait cette époque et la nôtre, je ne sais de quel côté pencherait la balance.

Il paraît que nous venons d'élever une statue à Jenner; je pense que l'immense majorité des Français ignore ce fait; cependant cette statue a été érigée au nom de la France reconnaissante. Je n'oserais affirmer que cette manifestation doive ajouter beaucoup à la gloire de Jenner, mais j'y vois l'expression d'un sentiment que nous partageons tous, sentiment de cordialité pour nos amis de l'autre côté du détroit, auxquels nous donnons un bon exemple, celui de se rendre mutuellement justice.

La vraie gloire de Jenner, c'est d'avoir été utile. Nous sommes tous ses obligés; permettez-moi de faire une comparaison : Les peuples barbares portent imprimée sur leur corps l'estampille du fanatisme ou de l'ignorance, ils sont tatoués, mutilés ou circoncis; ce sont là les stigmates de la barbarie; la cicatrice du vaccin, au contraire, est comme l'empreinte de la civilisation. Pourtant cette pratique si raisonnable, si utile, et à laquelle personne ne devrait se soustraire, est loin encore de soumettre à sa loi bienfaisante la totalité des hommes parmi les nations civilisées.

Si l'on jette les yeux sur les tables que publie le gouvernement français, et qui ont pour but de nous faire connaître l'état de la vaccination dans notre pays, on trouve les chiffres suivants pour l'année 1862 : Il est né 713,699 personnes et il y a eu 565,677 vaccinations seulement. Dans cette même année, 13,375 personnes ont été atteintes de la petite vérole, 1,813 en sont mortes, et 1,265 ont été défigurées ou ont contracté des infirmités par suite de cette maladie.

Messieurs, si nous étions aussi civilisés que nous prétendons l'être, nous saurions mieux nous préserver de la variole. Il est triste de voir ce démenti donné aux illusions généreuses qu'avait fait naître en France et chez tous les peuples occidentaux la vulgarisation d'une méthode inattaquable que les médecins ont fait connaître aux autres hommes afin de les préserver de la variole, ce fléau qui compte ses victimes par millions. Disons-le bien haut pendant que nous avons la parole, ceux d'entre nous qui règlent l'hygiène ne font pas assez d'efforts pour éteindre la variole; elle se perpétue, se transmet, s'accroît par instants, et trouve trop souvent dans les hôpitaux des centres favorables à son développement. Il faut étouffer ces foyers; on le peut et on le doit.

Nous pouvons ici, sans trop nous écarter de notre sujet, faire une courte digression sur l'origine de la variole.

Cette maladie est relativement récente parmi les peuples de l'Europe. A-t-elle existé de tout temps? Souffrez, Messieurs, que je ne me hasarde pas sur le terrain mouvant de l'origine des êtres et des choses; je ne veux prendre parti ni pour ni contre la génération spontanée des maladies. Il est permis de penser que toutes les maladies étaient conservées en germe dans les premiers habitants de ce globe, mais je ne puis me résoudre à penser que ces premiers habitants aient eu effectivement toutes les maladies. Quoi qu'il en soit, il est certain que la variole a fait sa première apparition en Europe seulement dans les temps modernes. Elle est contemporaine de Mahomet.

Les grandes armées, surtout celles qui se transportent au loin, sont les véhicules des grandes épidémies. Les Arabes-Sarrasins transportèrent avec eux cette peste plus terrible que leurs armes. Ahron en donna une description en langue syriaque au VIIe siècle; cette relation fut traduite en langue arabe par Maserjawaih, en l'an 683. Vers la fin du IXe siècle, Abu-Becker Mohammed, plus connu de nous sous le nom de Rhazès, après avoir quitté la Perse, son pays natal, et avoir étudié à Bagdad, puis au Caire, vint à Cordoue, attiré par la munificence d'Almanzor. Il apportait avec lui la tradition des sciences médicales de l'Orient, et il décrivait la variole, dont aucune trace n'existe dans les écrits de nos auteurs anciens.

En Chine, où l'on trouve les origines de tant de choses, la variole paraît avoir existé de temps immémorial. A partir du Xe siècle, elle se répandit sur le monde civilisé. Les expéditions militaires en facilitèrent l'extension. L'histoire des grandes épidémies suit pas à pas celle des grandes guerres. Le XVe siècle, fertile en fléaux, offre sous ce rapport un sujet fécond d'études. Transportée au nouveau monde par les compagnons de Fernand Cortez, la variole, puissant auxiliaire de ces conquérants cruels, fit mourir en peu de temps plus de 100,000 Indiens dans la province de Quito. On sait la date exacte de l'invasion de la variole dans certains pays, c'est ainsi qu'on la voit apparaître en 1767 au Kamtschatka.

Je ne vous tracerai pas le tableau de la marche de ce

fléau à travers le monde; je ne vous ferai pas le triste récit de ses ravages, de la terreur qu'il inspirait, des cruautés qu'il engendrait chez les peuples barbares; en Sibérie, à une époque rapprochée de nous, la moitié des enfants en mourait; lorsqu'un homme en était attaqué, on l'abandonnait à lui-même, en laissant à côté de lui quelques vivres. En Abyssinie, si la variole se montrait dans une maison, on la brûlait avec ses habitants. Les historiens nous ont laissé des descriptions qui nous permettent de mesurer l'étendue du mal. Si vous consultez les mémoires publiés au XVIIe et au XVIIIe siècle, vous verrez quelle place considérable occupait cette maladie parmi les préoccupations du public. La variole, fléau égalitaire, ne respectait ni les gens de distinction, ni même les rois, et ceux qui n'étaient point tués étaient défigurés, marqués. J'en ai dit assez pour vous faire comprendre quel immense bienfait fut pour l'humanité la découverte de Jenner.

L'*inoculation* a précédé la vaccination.

La légende vous dira que l'extinction de la variole est due au hasard, autrement dit à la découverte fortuite du cowpox par Jenner. Mais écoutez plutôt l'histoire, qui vous montrera comment la vaccination procède logiquement de son ancêtre l'inoculation. Au moment où Jenner venait au monde (en 1749), la variole était déjà combattue par l'inoculation, laquelle marquait un très-grand progrès. De temps immémorial en Asie, autour de la mer Caspienne, en Géorgie, en Circassie, chez les Turcomans, les Tartares, les Arabes, à Bagdad et à Bassora, en Chine, au Bengale et dans l'Hindoustan, l'inoculation était pratiquée. Voltaire, qu'il faut lire et que l'on peut souvent, quoi qu'on en ait dit, citer avec sécurité, explique plaisamment dans son

Dictionnaire philosophique comment l'intérêt commercial se mêlait naïvement à l'amour paternel chez ces bons Orientaux, lesquels avaient de solides raisons de tenir à la beauté de leurs filles. Rendons-nous cette justice que l'amour paternel, chez nous, est plus désintéressé. Il est certain que ce fut à Constantinople que l'inoculation se fit d'abord connaître. Les Turcs, qui font volontiers provision de belles femmes, recrutaient le personnel de leurs harems parmi les Circassiennes et les Géorgiennes qui avaient échappé à la variole. Acheteurs et vendeurs avaient donc intérêt à ce que cette marchandise précieuse ne fût pas avariée par le fléau. Il en résulta que la pratique de l'inoculation se répandit de plus en plus. On inoculait alors au bras, à la main ou à la cuisse; les procédés étaient grossiers; c'était l'enfance de l'art.

En 1701, la variole régna épidémiquement à Constantinople et fit mourir plusieurs milliers de personnes. Jusqu'alors l'inoculation n'était pas pratiquée ostensiblement en Turquie même ; les vieux Turcs, imprégnés de fanatisme religieux, ne consentaient pas à se laisser inoculer. Fidèles au dogme du fatalisme, ils prétendaient que la variole devait venir si cela était écrit; c'est en vertu de ce principe qu'ils se refusent encore aujourd'hui à éteindre les incendies. Ce respect honorable des événements providentiels est extrêmement nuisible aux Turcs, mais il est écrit qu'ils ne se corrigeront pas. Au moment où sévissait l'épidémie (de 1701), plusieurs médecins instruits résidaient à Constantinople; c'étaient, comme bien vous pensez, des médecins étrangers protégés par des ambassadeurs. L'histoire nous a conservé les noms de deux d'entre eux, Timoni et Pilarini. Ils pratiquèrent avec succès l'inoculation. Timoni nous a laissé un mémoire important sur ce sujet (*In acta eruditorum*, Leipzig et Paris, 1756). A la faveur de la terreur qu'inspirait la variole à toute la population, ils purent vaincre des résistances jusque-là obstinées, et l'inoculation eut droit de cité à Constantinople. Peut-être vous paraîtra-t-il intéressant de connaître à quelles sources ils avaient puisé eux-mêmes la connaissance de l'inoculation. Les grandes découvertes en médecine ont souvent commencé d'une façon très-humble, dans les rangs les plus obscurs de la société; quelquefois ce sont des empiriques qui détiennent sans le dévoiler un mystère dont ils tirent profit; quelquefois c'est à la faveur et sous le couvert de la dévotion que ces découvertes s'insinuent. Peu importe d'où elles viennent, elles sont bonnes à prendre de toutes mains. La pratique de l'inoculation, dont Timoni et Pilarini surprirent le secret, était alors en Turquie le monopole de quelques vieilles femmes, parmi lesquelles il en est deux qui sont demeurées célèbres. L'une s'appelait la vieille de Philippopolis, l'autre la Thessalienne. Leur pratique était mêlée de prescriptions dont l'utilité est fort contestable. La vieille de Philippopolis préparait d'abord le patient par un régime affaiblissant : elle le purgeait et le condamnait à une abstinence sévère pendant cinq ou six jours, puis elle l'enfermait dans une chambre fortement chauffée et bien close; cela fait, elle choisissait un bel enfant chez lequel l'éruption variolique avait atteint le dixième jour, elle piquait une pustule, recueillait le pus, qu'elle conservait avec soin sur du verre, le réchauffant par le contact de sa poitrine en l'y tenant appliqué sous ses vêtements, puis elle se rendait auprès du patient, auquel elle inoculait le virus à l'aide d'une aiguille d'argent. Là ne s'arrêtaient pas les précautions et les scrupules : il fallait que le pus fût inoculé précisément dans la même région où il avait été recueilli; c'est ainsi que du pus recueilli à la cuisse devait être inoculé à la cuisse, le pus du bras, au bras, etc. C'était prendre une peine inutile; nous avons aujourd'hui des idées plus justes sur la spécificité des virus et sur l'unité de l'organisme. Une fois l'inoculation faite, il fallait protéger le point où avait été déposé le précieux liquide : pour cela, on le recouvrait d'une coque de gland et par-dessus on roulait une bande. Cette pratique un peu compliquée n'avait rien d'irrationnel; vous voyez encore aujourd'hui des inoculateurs d'un autre genre recouvrir le point inoculé d'un verre de montre. Ce bandage était enlevé au bout de cinq ou six heures. On devait ensuite observer un régime sévère pendant trente jours, quoi qu'il advînt. Généralement, l'éruption survenait le septième jour. Cette méthode donna de beaux résultats et diminua considérablement la mortalité.

Une autre femme, avons-nous, dit se livrait en même temps à la pratique de l'inoculation à Constantinople; on l'appelait la Thessalienne; elle jouissait d'une réputation qui s'étendait au loin. Son nom est demeuré historique. Plus adroite que la femme de Philippopolis, la Thessalienne avait compris tout le parti que la médecine peut tirer d'une alliance avec la religion. La médecine ne fait jamais plus de miracles que lorsqu'elle est entre les mains des saints. Donc la Thessalienne avait mis l'inoculation sous la protection des prêtres grecs, alors très-puissants à Constantinople. Ceux-ci ne pouvaient manquer d'accorder à une femme sainte, c'est-à-dire bien pensante, l'appui qu'elle leur demandait humblement; aussi lui adressaient-ils de nombreux clients. Il se trouva qu'au bout de quelques années elle prétendit avoir inoculé 40,000 personnes environ. Elle ajoutait à l'inoculation certaines pratiques de haute dévotion qui en relevaient le prestige si elles n'en augmentaient pas l'efficacité: les prières, les cierges allumés, les invocations à la Vierge, accompagnaient la piqûre bienfaisante dont cette femme prétendait tenir le secret d'une révélation d'en haut. D'ailleurs elle inoculait en croix, faisant une piqûre au front, une sur le menton et les deux autres sous les aisselles. Elle eut des succès bien plus retentissants et moins contestés que ceux de la femme de Philippopolis, laquelle était tout simplement rationaliste. Il est bien entendu que les médecins qui se firent alors inoculateurs empruntèrent à cette méthode ce qu'elle avait de raisonnable et négligèrent tous ces accessoires inutiles. Le fatalisme fléchit cette fois, et les croyants daignèrent consentir à supporter une petite opération qui devait leur sauver la vie.

Ce n'était pas à Constantinople seulement que l'inoculation était en honneur; la Chine, explorée par de hardis missionnaires, livrait aussi à ce moment plus d'un secret précieux. Un jésuite, nommé le père Dentrecolles, rédigea, en 1754, une note qui fut insérée dans les *Lettres édifiantes* et dans le *Bulletin de l'Académie des sciences* sur l'inoculation en Chine. Les jésuites ont du bon en médecine; il ne faut pas oublier que nous leur devons l'introduction en Europe de la poudre des jésuites, autrement dit du quinquina, cet admirable antidote de la fièvre intermittente. Le père Dentrecolles était doublé d'un naturaliste, et il eut le mérite de raconter en bon observateur ce qu'il avait vu. Les Chinois procédaient de la façon suivante : ils prenaient un petit lambeau du linge qui recouvrait un varioleux, ou bien la poudre d'une pustule de variole desséchée, ou le pus lui-même, mélangé avec du coton imprégné de musc, ils formaient ainsi une sorte de tampon qu'ils inséraient dans les narines, dans la narine droite chez les garçons, dans la narine gauche chez les filles. Pourquoi cette différence suivant le sexe? Nul ne peut le dire; sans doute la fantaisie seule avait guidé en cela l'auteur du procédé. Le tampon était maintenu dans le nez pendant un temps très-long, c'est-à-dire jusqu'au moment où apparaissaient les premiers symptômes de l'éruption. Le seul contact du virus avec la membrane muqueuse suffisait pour amener l'inoculation. La Chine ne possédait pas seule ce secret : au Bengale, l'inoculation se pratiquait à l'aide d'un séton imprégné de virus et que l'on plaçait sur le mollet. Dans l'Indoustan, l'inoculation est entre les mains des Brahmes; ils font une simple piqûre. Il est inutile de dire que cette opération est accompagnée en ce pays de cérémonies religieuses. Pendant toute la durée de l'éruption, le malade y est soumis à un traitement qui paraîtra, à quelques-uns d'entre vous, bien extraordinaire : on lui administre des douches froides et on l'oblige à marcher. Que diront de cette hérésie ceux de nos confrères qui étouffent les varioleux sous les couvertures, s'obstinant à un excès de zèle qu'a blâmé le grand Sydenham. Lorsque l'éruption touche à sa fin, les Brahmes réclament un salaire, non pas pour eux-mêmes, mais pour la déesse de la variole, laquelle a nom Gooteka Agooran. Il résulte des recherches entreprises sur les origines de l'inoculation par Kirkpatrick, que cette opération était pratiquée en Afrique, principalement en Égypte, depuis une époque fort ancienne, d'après un procédé fort simple, l'application longtemps continuée sur la peau d'une bande de toile imprégnée de virus. Dans le langage naïf des Africains, cela s'appelait acheter la petite vérole.

En 1713 parut la première publication régulière, scientifique, sur ce sujet; c'était une lettre écrite par Timoni au docteur Woodward de Londres; cette note fut insérée, en 1814, dans les Actes de Leipzig. En 1715, Pilarini publia à Venise un livre intitulé : *Nova et tuta excitandi variolas per transplantationem methodus.* Le titre était modeste, et en annonçant une méthode nouvelle et sûre pour transplanter la petite vérole, l'auteur restait dans les limites étroites d'une vérité rigoureuse et irréprochable. En 1716 (la science progressait vite), une thèse fut soutenue à Leyde par un jeune médecin qui porte un nom français, Leduc (de Constantinople), et cette thèse avait pour titre : *Dissertatio de Byzantina variolarum institutione.* A la même époque une thèse semblable était soutenue à Montpellier. Peut-être cette grande ardeur à accueillir la méthode nouvelle fût-elle restée longtemps encore à l'état de pure aspiration, si les menaces d'une épidémie meurtrière n'eussent contraint quelques personnages distingués d'Angleterre et de France, qui habitaient Constantinople, à en venir aux actes. En 1717, le marquis de Châteauneuf fit inoculer ses trois enfants; lord Wortley Montagu en fit autant pour son fils unique, par le conseil et avec l'assistance de son chirurgien Maitland. Les exemples venus de haut frappent davantage l'esprit des masses; on peut dire, il est vrai, ici, que cet acte courageux émané de gens qui avaient de si bonnes raisons de tenir à la vie, était en même temps un acte fort raisonnable. Le nom de Montagu se rattache d'une façon particulière à l'introduction de l'inoculation en Angleterre, et ne peut être passé sous silence. Lady Montagu rapporta de Constantinople à Londres la méthode nouvelle; c'était une femme d'un grand mérite; elle réunissait dans son salon tout ce que l'Angleterre comptait alors d'auteurs illustres et de gens d'esprit à brevets. Pope, Addison, Young, Stilling-fleet étaient ses hôtes assidus. Ce dernier présentait une particularité fort remarquée alors : il portait des bas bleus. De là on appela bas-bleus les personnages qui formaient la cour de lady Montagu, et le nom en est resté aux femmes qui s'occupent de science ou de littérature. Il ne serait pas bienséant de reprocher à lady Montagu le goût qu'elle eut pour les sciences, car nous devons à ce goût même la démarche hardie et honorable qui la porta à faire inoculer sa fille publiquement à Londres, en 1721. Cette opération se fit en présence des médecins de la cour. Les personnes qui assistèrent à cette singulière expérience furent vivement frappées de la nouveauté et des avantages de la méthode; on en fit grand bruit d'abord dans les salons. C'était là que se faisait l'opinion, à une époque où n'existaient pas les grands et rapides moyens de publicité, dont les bonnes comme les mauvaises œuvres disposent aujourd'hui; le public, dans le sens populaire du mot, n'existait pas encore. Ce furent donc les personnes distinguées par leur rang, les gens instruits, qui donnèrent l'exemple, et qui, justement récompensés, bénéficièrent d'abord pour leur propre compte de cette découverte. La princesse de Galles, redoutant pour ses enfants les conséquences de la variole, voulut les soumettre à l'inoculation; mais, en personne prudente, elle prit soin d'essayer d'abord le poison sur des gens qui n'avaient pas grande valeur, c'étaient des condamnés à mort. Leur peine fut commuée. Ils étaient au nombre de sept, six hommes et une jeune fille. L'opération réussit sur six d'entre eux, et du même coup ils se trouvèrent préservés de la variole et de la potence. Le seul de ces malheureux sur lequel l'inoculation ne donna point de résultat fut précisément la jeune fille, chez laquelle on avait employé la méthode chinoise. L'expérience devait paraître concluante; il n'en fut rien, et les précautions furent poussées encore plus loin : on inocula cinq enfants pauvres, entretenus aux frais d'une paroisse de Londres; le succès fut complet. Alors seulement rassurée, la princesse de Galles consentit à faire inoculer ses propres enfants. Les imitateurs devinrent nombreux, et l'inoculation ne tarda pas à se répandre en Angleterre et en France. Chose singulière, au moment même où de hardis novateurs venaient de faire, pour ainsi dire, le tour du monde pour doter leur pays de cette pratique merveilleuse, elle était usuelle, et depuis de longues années, à quelques pas de Londres, dans le comté de Galles. C'étaient de pauvres paysans qui s'inoculaient les uns les autres, en bons chrétiens, et qui, ayant éprouvé les heureux effets de la méthode, y tenaient résolûment. Les gens d'esprit, les sceptiques de bon ton, les médecins, méprisaient cette obscure superstition, et laissaient au bas peuple de cette province sauvage le bénéfice de sa crédulité. L'inoculation ne se pratiquait pas seulement dans le pays de Galles; des recherches, entreprises depuis que la science a pris possession de cette question, semblent établir que le secret de ce préservatif avait été connu de quelques paysans du Danemark, du duché de Clèves, et dans notre pays même, en Auvergne et dans le Périgord.

L'inoculation conquit rapidement l'Europe, surtout l'Europe du Nord, plus avide de science et plus industrieuse que les provinces insouciantes que baigne la Méditerranée. Elle passa l'Océan et trouva en Amérique une population prête à tous les essais. On vit là un homme faire inoculer en même temps ses sept enfants. Bientôt les planteurs se rallièrent à une méthode qui équivalait à une assurance sur leur marchandise noire. Un seul propriétaire fit inoculer, dans une seule séance, ses 300 esclaves nègres. Les sauvages eux-mêmes, dans quelques provinces, se soumirent à l'inoculation. Parmi les hommes célèbres qui furent partisans zélés de la nouvelle méthode, il faut citer Franklin, dont le nom se rattache à tant de grandes et saines idées dans les sciences naturelles et dans la politique. En Angleterre, les encouragements du duc de Marlborough, les ouvrages de Kirkpatrick et la formation d'une société puissante triomphèrent rapidement des scrupules et de la torpeur du public. En 1746, il y avait à Londres un hôpital de la variole et de l'inoculation. L'opposition de quelques médecins attardés et de quelques prédicateurs qui, comme le révérend Massy, traitaient cette invention de diabolique, ne put arrêter ce mouvement, et les frères Sutton s'emparant, pour leur plus grand bien et pour le bien du public, d'une découverte si précieuse, inoculèrent environ 20,000 personnes.

En France, les progrès de l'inoculation furent plus lents, et l'on peut dire que cette méthode n'y fut jamais acclimatée complétement. Si nous voulions trouver la raison de cette indifférence, il la faudrait chercher dans les mœurs publiques et surtout dans la situation politique de la France à cette époque. Dès 1717, une thèse sur l'inoculation avait été soutenue à Montpellier par un sieur Boyer. En 1723, Delacoste rapportait de Londres des documents authentiques sur l'inoculation; il publia le résultat de son voyage, et obtint l'approbation de tous les gens instruits. Dodost, Chirac, Helvétius, Astruc, se prononcèrent en faveur de la méthode. Il ne manquait rien à l'inoculation pour être élevée au rang d'une institution d'utilité publique, et c'est pour ne rien oublier que nous signalons la malheureuse dissertation de Hecquet, laquelle parut en 1724, et qui avait pour but de détourner les honnêtes gens de cette opération magique. Cette voix isolée fut sans écho. Voltaire, qui nous a inoculé tant de choses, parla en faveur de l'inoculation de la variole dès l'année 1727, et il ne cessa par la suite de prêcher la bonne doctrine avec cette ardeur infatigable qu'il mettait au service des idées justes. La Condamine, savant illustre, stimula dans le même sens le zèle des membres de l'Académie des sciences et de tous ceux que l'on appelait alors les honnêtes gens, c'est-à-dire les gens éclairés. En 1734, en 1754, en 1758, il publia sur cette question des mémoires qu'aujourd'hui encore on lit avec profit. Il eut un grand mérite : ce fut, n'étant pas médecin, de faire plus pour l'inoculation que les médecins eux-mêmes. En 1755, Hosti, envoyé en Angleterre par le gouvernement, revint convaincu de l'excellence de la méthode. L'histoire a consacré le nom de la première personne de marque qui se fit inoculer en France : c'est le chevalier de Chastellux. Il avait vingt ans, l'âge des résolutions généreuses; il était de la cour, son exemple fut suivi. En 1756, Tronchin, qui à l'imitation des frères Sutton de Londres sut faire sa fortune par l'inoculation, était appelé à inoculer le fils et la fille du duc d'Orléans. On cite encore, parmi les noms des inaugurateurs de l'inoculation en France, ceux de Turgot, que l'on aime à voir toujours au premier rang, et du jeune comte de Gisors, qui promettait un grand homme et qui succomba sur le champ de bataille à l'âge de vingt-sept ans. Il y avait donc encore à cette époque une sorte d'héroïsme à se faire inoculer, et le nombre des héros était si petit que l'on a retenu leurs noms. Cependant, un médecin venant d'Orient, en 1760, inocula 100 personnes en deux ans. Le progrès était lent. Un arrêt du parlement, rendu en 1763, ordonnait la convocation des Facultés de théologie et de médecine pour examiner la question. En 1764, la Faculté de médecine déclara seulement que cette pratique pouvait être tolérée. On peut trouver que la Faculté de médecine manqua de hardiesse en cette circonstance ; il est rare que le progrès parte des corps savants. En 1774, Louis XVI se fit inoculer avec toute sa famille. Les Français ont toujours aimé à mettre en musique les grands événements ; aussi ne faut-il pas s'étonner si, à cette époque, Favart donnait sur le théâtre italien un divertissement intitulé : *L'inoculation ou la fête du château.* Il devint de mode pour les dames de porter des rubans à l'inoculation. Nous ne nous attarderons pas plus longtemps à suivre l'inoculation à travers les diverses régions de l'Europe. La Suisse, la Suède, l'Allemagne, furent conquises peu à peu. On regrette de trouver ici le nom de deux grands médecins qui furent tièdes en cette circonstance : je veux parler de Boerhaave, en Hollande, et de Van Swieten, à Vienne. L'Espagne, qui déjà à cette époque était distancée, ne fit qu'un accueil médiocre à l'inoculation. En 1798 seulement (il était trop tard, car la vaccine était trouvée) le roi d'Espagne décrétait l'utilité de l'inoculation, appliquée surtout aux enfants trouvés et aux pauvres.

Ainsi, messieurs, la vaccine n'a pas trouvé le monde désarmé en présence de la variole; l'inoculation avait déjà donné des résultats considérables. Il faut savoir qu'à cette époque la variole atteignait presque tout le monde. La Condamine disait qu'il n'y avait d'exemple d'immunité que parmi ceux qui ne vivaient pas assez pour attendre la variole. D'après ses calculs, la 14e partie du genre humain mourait annuellement de cette maladie; de ceux qui en étaient attaqués il en mourait 2 sur 11. Au rapport d'Odier, de 1661 à 1772, il était mort, à Londres, 2,538,000 personnes, parmi lesquelles 193,000 avaient succombé à la variole. A Genève, dans le même espace de temps, sur 76,000 morts, il y en avait 3,900 imputables à la même cause. On comptait à Paris annuellement 10,000 varioleux, dont 1,400 morts. En 1720, la mortalité avait été terrible. Or, l'inoculation de la variole donnait un décès seulement sur 500 inoculés. C'était un immense bienfait. Ce n'est point ici le lieu de décrire les divers procédés d'inoculation ni les précautions dont s'entouraient les opérateurs; on inoculait surtout les enfants, et le procédé le plus usité était une simple piqûre au bras. Nous aurons, plus tard, l'occasion de comparer l'inoculation et la vaccine. Nous allons dire comment Jenner découvrit le vaccin.

Jenner est né à Berkeley, dans le Gloucestershire, le 17 mai 1749. Il était le troisième fils du révérend Stephen Jenner, de l'Université d'Oxford, recteur de Rockhampton et vicaire de Berkeley. Au moment où Jenner vint au monde, la pratique de l'inoculation était usuelle en Angleterre, et lui-même, lorsqu'il fut en âge d'exercer la médecine, fut inoculateur de comté. Jenner est né dans une condition heureuse, j'entends par là qu'il avait des parents honnêtes et instruits, une aisance qui lui facilitait la route, et des relations propres à élever son esprit.

Il eut de plus la bonne fortune d'être placé auprès de John Hunter, grand homme par le caractère, homme d'énergie et de vouloir, qui dut à lui-même tout ce qu'il fut, qui osa et qui s'imposa. Hunter était grand naturaliste et curieux de la nature; il avait fondé un laboratoire et un jardin zoologique d'essai Jenner apprit là à consulter la nature, à la torturer au besoin, pour lui faire avouer ses secrets; il connut l'expérimentation physiologique (la médecine expérimentale); il connut les virus et vit comme on les inoculait. Ainsi tout n'est pas hasard dans les découvertes; c'est un singulier hasard, en effet, que celui qui fait précisément de l'élève de Hunter l'inventeur de la vaccine. Ce hasard-là pouvait être prévu.

Jenner apprit, en se jouant, la chirurgie sous un tel maître; mais il aima mieux être naturaliste. Il préparait fort bien les pièces anatomiques, mince talent mais bonne école. Il travailla beaucoup au musée de Hunter; celui-ci voulut se l'associer, puis lui fit offrir la place de naturaliste attaché à la seconde expédition du capitaine Cook. Quel est le jeune homme savant et distingué qui n'a pas rêvé une expédition scientifique? Jenner pouvait se laisser tenter par une pareille perspective: heureusement pour nous il refusa; ce n'est pas qu'il craignît les naufrages ni les anthropophages, mais il avait l'amour du pays; il quitta Londres; à tout, il préféra ses belles campagnes, ses relations et l'histoire naturelle. Heureux sont les naturalistes! C'était aussi un grand naturaliste que Dufour, qui a vécu quatre-vingt-six ans dans les Landes de Gascogne, à la recherche des insectes. Il a refusé une chaire en Sorbonne et un siége à l'Institut. Il a travaillé et vécu heureux. Il était, lui aussi, médecin de profession; que de sciences ne nourrit pas la médecine! Le plus sûr est d'être médecin, on est ensuite savant si l'on peut. Le caractère de Jenner ne le disposait pas à courir les aventures; d'un esprit calme, doux, il préférait aux grandes agitations la tranquille contemplation de la nature. Homme simple, de mœurs douces, égales, spirituel même quoique savant, il n'avait rien de la raideur qu'on suppose aux hommes qui font de grandes découvertes. Oui, Jenner était homme d'esprit, et ne craignait pas de passer pour tel. Rien de gêné dans sa nature; il composait des vers, des épigrammes, et faisait de la musique. La variété de ses connaissances en histoire naturelle et en littérature servait à entretenir la fécondité de son esprit inventif, et était le charme de ses relations. Il traînait à sa suite une foule d'amis. Il faisait de la médecine, en péripatéticien, à cheval, et s'arrêtait pour herboriser. J'ai lu ses vers; il y a des académiciens célèbres pour moins que cela. Nous aussi, nous avons eu des médecins poètes, mais mauvais poètes. Une pointe de malice et d'ironie douce était le principal mérite des compositions poétiques de Jenner. C'est là l'esprit des médecins; le lyrisme les perd. Notre lot, c'est la philosophie pratique.

Pendant plusieurs années, à partir de 1776, la correspondance de Jenner avec J. Hunter fut fort active, Hunter avait dans son élève un aide plein de zèle et de discrétion auquel il pouvait confier le secret de ses travaux et demander assistance pour se procurer les objets d'histoire naturelle dont ses expériences devaient être alimentées. Plantes, animaux de toute sorte, poissons, oiseaux, fossiles, Jenner fournissait tout ce qu'il pouvait. Il envoyait des déssins, des mémoires. Hunter, confident à son tour des observations de Jenner, lui écrivait à propos d'un fait physiologique : « Que me demandez-vous ? Faites l'expérience vous-même et vous saurez. » Voilà la réponse d'un vrai savant. Quel est le médecin de nos jours qui sait ce que savait Hunter, et fait ce qu'il faisait ? Quelle activité ! quelle confiance dans le travail et dans l'observation directe !

On ne peut séparer Jenner de Hunter ; celui-ci explique celui-là ; ils vécurent de la même vie scientifique, ils furent animés du même souffle ; la découverte du vaccin n'appartient pas à un homme seulement, elle appartient surtout à l'école de Hunter. Il est impossible de côtoyer un tel homme sans être tenté de s'arrêter quelques instants pour le mieux connaître. Hunter était né en 1728 ; c'était un fils des champs, presque un enfant du peuple. Élève de Pott, il fut de bonne heure utilisé à cause de ses grandes facultés et de sa solidité. Il commença par servir dans la médecine militaire et assista au siége de Belle-Isle. Ses travaux sur les hernies, sur le placenta, l'avaient déjà fait connaître lorsqu'il fut nommé chirurgien de Saint-George's hospital, à l'âge de trente-sept ans. Parmi ses élèves, on compte Jenner, Everard Home et A. Cooper. Il n'était ni éloquent ni élégant, il avait quelques défauts de nature qu'il ne sut jamais corriger, tels qu'un emportement excessif et une violence de langage qui était tout le contraire de l'atticisme. Les formalistes anglais lui pardonnaient difficilement ces travers ; mais il les vainquit par ses grandes qualités. Malheureusement ses défauts ont fait école pendant quelque temps parmi les chirurgiens. Quoi qu'il en soit, c'était une puissante nature, il visait haut et juste ; il n'acceptait pas d'autre loi que l'expérimentation ; précurseur des physiologistes modernes, maître de Bell, il avait fondé la physiologie expérimentale, et plusieurs réputations ont été faites par la suite, avec ses ébauches. Un pareil homme vaut, à lui seul, toute une génération.

Toutes les forces de son corps, toute son activité intellectuelle, furent constamment mises au service de la science expérimentale; il s'était créé pour lui seul une ménagerie avec l'argent de la chirurgie. C'est là un désintéressement qui n'a pas eu beaucoup d'imitateurs, et les millions qu'a laissés A. Cooper doivent se faire modestes devant l'œuvre grandiose de Hunter. Il serait à désirer que les chirurgiens retinssent cette parole du grand John, à laquelle je ne change rien : « Ma clientèle est un damné moyen de nourrir ma ménagerie et mon musée. » S'il m'était permis de continuer à puiser des aphorismes utiles dans sa biographie, je rappellerais qu'il disait encore ceci : « Pratiquer une opération, c'est mutiler un malade qu'on ne peut guérir; on doit donc considérer une opération chirurgicale comme un aveu de l'imperfection de notre art. » Je forme le vœu que cette maxime soit écrite en lettres d'or dans toutes nos salles de chirurgie. Le musée de Hunter, qui honore l'Angleterre et fait envie à toutes les nations civilisées, montre à quel point fut poussée, chez ce grand homme, la passion des recherches et des collections utiles. La correspondance de Hunter avec Jenner, pendant une période de quinze années, est le plus intéressant et le plus curieux spécimen d'une intimité scientifique et d'un échange de préoccupations désintéressées entre deux hommes de science; la littérature proprement dite ne nous offre rien de semblable. Hunter disséquait quatre heures par jour, au temps même de sa plus grande vogue chirurgicale; il lui arrivait souvent d'écrire jusqu'à deux heures du matin ; on ne peut se proposer d'imiter un pareil homme ; à peine peut-on espérer de le suivre de loin.

Parmi les sujets de la correspondance échangée entre Jenner et son maitre, on en rencontre un grand nombre qui sont encore à l'étude et paraissent nouveaux, même aujourd'hui : telles sont les recherches sur l'appareil électrique de la torpille; sur le phénomène de l'hibernation, sur la température des animaux et des végétaux, sur le mouvement musculaire, sur l'appareil auditif chez les poissons. On voit d'une part Hunter enfoncer dans le cœur des animaux hibernants un thermomètre ; de l'autre, Jenner essayer sur les chiens les actions médicamenteuses, notamment l'effet du tartre stibié. Quant à la chirurgie de Hunter, elle forme une œuvre considérable, renfermée dans les *Transactions philosophiques*. Je ne puis omettre un des plus beaux titres de gloire de Hunter, les expériences sur la syphilis, qui devint de par lui une espèce aussi bien décrite que peut l'être une maladie contagieuse à marche régulière et à périodes fixes. Il eut le courage de prêcher d'exemple et de s'inoculer à lui-même le virus. On ne peut donner ici la liste de tous les objets habituels des entretiens de Jenner et de Hunter. Retenons seulement ceci, c'est que Jenner procédait de Hunter, et que jamais hommes ne furent mieux préparés pour faire une découverte utile sur les virus, et sur un sujet quelconque de médecine comparée. Voyez maintenant s'il est possible d'admettre que la découverte du vaccin soit due au hasard. Ces hasards-là ne favorisent que les chercheurs d'avant-garde, qui savent regarder ; règle générale, il ne faut pas accepter légèrement cette intervention immorale du hasard. Ici nous prouvons qu'il n'y avait que deux hommes qui fussent dignes de faire cette grande découverte, et que ce fut en effet l'un d'eux qui la fit. Jenner avait des connaissances fort étendues, et il exploitait avec bonheur les richesses géologiques et paléontologiques du pays qu'il habitait. On connaît de lui des mémoires importants sur les sujets suivants : Étude de la température, de la circulation, de la respiration et de la digestion chez les animaux hibernants; Essai sur les croisements du renard et du chien; Tentative d'engrais faite avec du sang, comparativement avec le caillot et le sérum ; Étude sur les mœurs des oiseaux, sur leur migration principalement. Parmi les mémoires publiés par Jenner, celui qui a le plus fixé l'attention des curieux a trait aux mœurs du coucou. Il s'est trouvé des gens d'assez mauvais goût pour hasarder quelques plaisanteries sur le choix d'un pareil sujet. Je les renvoie au travail de Jenner, et je les invite à imiter cette sagacité, cette patience, cette pénétration, appliquées il est vrai à un petit objet, si tant est que pour un vrai savant il y ait de petits objets.

Les médecins que l'histoire naturelle ne tente pas, pour leur malheur, trouvent encore à louer chez Jenner des travaux d'anatomie pathologique, entrepris pour connaître la nature des hydatides et des tubercules. Jenner, outre tous ces mérites, avait encore l'avantage d'être un bon chirurgien, mais il était de l'école de Hunter, il faisait de l'histoire naturelle par amour, et de la chirurgie par nécessité. Son esprit curieux et inventif ne se satisfaisait pas avec les seuls objets de sa profession; il cherchait ailleurs. Les aérostats étaient alors à l'état de découverte récente, on ne connaissait encore que les mongolfières gonflées avec de l'air chaud. Jenner donna aux habitants de son comté, en 1783, le spectacle de l'ascension d'un ballon gonflé avec du gaz hydrogène. J'aurais pu passer sous silence tous ces détails biographiques et réserver toute votre attention pour la vaccine elle-même; mais j'avais à cœur de vous montrer Jenner tout entier, de vous présenter cet homme qui ressemble si peu à ce type banal des grands hommes faits tout d'une pièce, froids, secs, fanatiques, et désespérants par la continuité de leur génie. Eh bien! je veux oser dire que l'on peut être un homme d'esprit, un homme aimable, avoir des amis, faire des vers, être collectionneur et curieux de la nature, aimer la campagne et la vie douce, vivre enfin comme un autre homme et faire cependant de grandes découvertes.

Jenner s'était marié en 1788; il avait rétréci de plus en plus le cercle de sa pratique médicale; en 1792, il avait renoncé à l'exercice de la chirurgie; en 1794, atteint du typhus-fever, il avait recueilli avec soin sa propre observation. Mais respectons le côté intime de la vie de Jenner, et ne prenons de lui que ce qui appartient à l'histoire, c'est-à-dire ses actes publics et sa grande découverte. On a recherché, et lui-même s'est prêté de bonne grâce à cette enquête, comment il avait été amené à trouver le vaccin, ou plutôt la méthode de la vaccination.

Étant encore écolier à Sodbury, Jenner vit une jeune fille qui se déclarait inaccessible à la variole parce que, disait-elle, elle avait eu le cowpox (variole de la vache). Voici le texte anglais : « I cannot take that disease, for « i have had cowpox. » C'était assez clair, et c'était clair pour tout le monde; cette fille allait tenant ce propos à tout venant, à qui voulait l'entendre, elle criait la découverte, *vox clamantis in deserto ;* Jenner l'avait entendue comme les autres, il retint cette parole, les autres l'oublièrent. Il ne suffit pas d'entendre, il faut comprendre. Aussi lorsque plus tard on reprochera à Jenner de n'avoir pas fait sa découverte tout seul, et d'avoir répété seulement ce que d'autres avaient entendu comme lui, il pourra répondre avec raison : « Vous l'a- « vez entendu, mais vous ne l'avez pas compris. » D'ailleurs la science veut des hommes qui prouvent, qui démontrent; il ne faut pas penser, croire, supposer, disait Hunter, il faut expérimenter et faire la preuve. On rapporte que Jenner, qui avait été soumis, dans son enfance, à l'inoculation, n'avait jamais oublié les ennuis de cette opération, qui se compliquait d'une saignée abondante, de purgations épuisantes et d'une diète sévère; il était permis de garder rancune à une pareille opération. Jenner pensait souvent au cowpox; il aimait à recueillir sur ce sujet les objections de ses confrères; presque tous lui répondaient : « Nous connaissons « comme vous la tradition populaire, mais une tradi- « tion ne prouve rien, nous avons vu des gens qui, « après avoir reçu le cowpox, ont été atteints de la va- « riole; c'est là une affaire d'idiosyncrasie. » Dès 1775, Jenner fit ses premières observations sérieuses sur le vaccin; en mai 1780, étant en route avec son ami Gardner, il lui communiquait ses idées, déjà très-nettes à cet égard, le priant de ne pas les révéler, de peur de raviver une petite persécution dont Jenner était l'objet; en effet, il avait fondé un cercle ambulant qui se réunissait tantôt dans un village, tantôt dans l'autre, à époques fixes; c'était une académie au petit pied, où chacun apportait son tribut, qui un morceau de littérature, qui une fable ou une épigramme, d'autres un mémoire sur les sciences naturelles. Jenner y avait si souvent parlé de son cowpox, que lorsqu'on lui voyait ouvrir la bouche, un *tolle* général s'élevait, et l'on s'écriait : « Voilà Jenner qui va encore nous parler du cowpox ! » Cette innocente plaisanterie l'avait rendu circonspect. Il nous serait facile de réunir un grand nombre de faits qui prouvent que l'inoculation du cowpox était pratiquée depuis longtemps en plusieurs pays, avant les travaux décisifs de Jenner; ses ennemis ont pris le soin de nous instruire à cet égard; quelques exemples nous suffiront. Au temps de Charles II d'Angleterre, la duchesse de Cleveland, qui tenait auprès du roi un emploi dont la beauté était le principal élément, disait aux courtisans qui la menaçaient en riant de la variole : « Je ne crains rien, car j'ai eu le cowpox. » Quelques années avant le mémoire de Jenner, *De la Guérison de la variole par le cowpox*, une femme nommée Catherine Wilkins, qui avait eu le cowpox, était à Londres, et se mettait à la disposition du sieur Archer, lequel tentait en vain de lui inoculer la variole. L'histoire du fermier Jesty renferme de bien autres enseignements : cet homme qui avait vu pratiquer la vaccination, et qui en avait compris toute la valeur, s'était soumis lui-même, et avait soumis ses enfants à cette opération. Sûr du résultat, il vint à Londres à l'hôpital de l'inoculation, et défia qu'on communiquât la variole à lui ou à ses enfants; l'expérience fut faite en vain. Les médecins ne virent là rien d'extraordinaire. Ainsi voici un homme qui apporte à un médecin une découverte à prendre, ce médecin est bien placé pour en vérifier la réalité et pour faire profiter l'humanité de ce bienfait : eh bien, il refuse la découverte et l'immortalité. Que ce médecin ne vienne pas ensuite élever la voix, ses droits sont prescrits; ce qu'il peut espérer, c'est que l'on taise son nom. Jenner peut donc bien la revendiquer cette précieuse découverte. Elle n'est pas seulement venue à lui, il l'a cherchée, cultivée pendant de longues années, et lorsque entre ses mains elle est devenue parfaite, il l'a donnée au monde. Il nous importe peu de savoir que, dans le journal de Gœttingue, à une époque antérieure à la découverte de Jenner, on trouve une description anonyme de la vaccination telle que la pratiquaient entre eux les bergers. C'est encore pour ne rien oublier que nous citons le fait suivant : Lorsque Jenner fut devenu un assez grand personnage pour avoir beaucoup d'envieux, on accueillit volontiers tous les témoignages bons ou mauvais qui tentaient de se produire contre ses droits à la gloire; on alla jusqu'à prétendre qu'il existait un manuscrit sanscrit, où la vaccination était indiquée. L'affaire n'eut pas de suites, car le manuscrit ne fut jamais montré. On attaqua Jenner de toutes les manières ; ainsi on lui reprocha d'avoir inoculé la variole à son fils en 1789, au moment d'une épidémie meurtrière; il aurait dû, disait-on, le vacciner et non pas l'inoculer. Laissons de côté ces agitations stériles des envieux, et cherchons par quelles voies Jenner est parvenu à la vérité. Il sut de bonne heure qu'il y avait un vrai et un faux cowpox, et que lorsque le vrai *cowpox* régnait dans une étable, ceux des vachers qui se l'étaient inoculé accidentellement en trayant les vaches étaient préservés de la variole. D'abord il leur survenait aux mains, surtout si elles étaient gercées, des pustules semblables à celles du trayon de la vache; leurs mains enflaient, quelquefois il leur survenait des engorgements douloureux de l'aisselle. En 1788, Jenner vint à Londres et montra à Everard Home un dessin qu'il avait fait du vaccin à ses diverses périodes. Ce dessin, qui est parfaitement exécuté, est encore conservé aujourd'hui. Plusieurs médecins furent mis en demeure d'expérimenter le procédé nouveau; parmi ceux auxquels Jenner communiqua libéralement et sans réticence toutes ses idées à ce sujet, il faut citer le docteur Haygorth, lequel était auteur d'un livre sur l'extinction de la variole. Ce dessin de Jenner, qui est daté, est le témoignage le plus irrécusable de la priorité qui lui appartient dans cette découverte. Dès 1787, il montrait à son neveu, qui l'assistait dans la pratique de sa profession, un cheval atteint du *grease*, maladie qui est connue en France sous le nom d'eaux aux jambes, en Italie sous celui de *giavardo*, que nous traduisons par javard. Jenner savait déjà à cette époque que le *grease* du cheval était inoculable à la vache, et devenait sur celle-ci le cowpox; aussi l'appelait-il le horsepox (variole du cheval). Il allait plus loin dans ses conceptions, puisqu'il disait en montrant le *grease* : Voici ce qui est l'origine des varioles.

Plusieurs années se passèrent avant que ce travail intellectuel engendrât des actes formels; enfin la vaccination fut pratiquée et prit place dans l'art médical régulier. On sait la date de cet événement, comme on sait celle d'une grande bataille, ce fut le 14 mai 1796. Ce jour-là Jenner prit du vaccin sur la main d'une jeune vachère nommée Sarah Nelmes, infectée par la vache de son maître, et il l'inséra par deux incisions superficielles, au bras de James Phipps, gros garçon de huit ans. Cela réussit parfaitement, et le vaccin de cet enfant servit à vacciner plusieurs autres enfants. James Phipps, soumis deux mois plus tard à l'inoculation de la variole, y fut réfractaire. La preuve était faite. Jenner entretint de ce fait son ami le docteur Gardner. Il semblait que tout fût fini, et qu'il ne dût plus surgir aucun obstacle à l'application de la méthode, mais il n'en fut pas ainsi; de grands efforts étaient encore nécessaires pour que le but fût atteint. De 1796 à 1798, il y eut disette de vaccin dans les étables, et Jenner dut renoncer à ses expériences. En 1797, il chercha à produire artificiellement le cowpox, en insérant le *grease* sur le trayon des vaches. Il ne put réussir dans cette entreprise, sans doute par suite de quelque défaut dans le procédé. Jenner n'avait encore rien publié sur la vaccine, il attendait; il voulait réunir toutes les preuves. Que de gens sont moins scrupuleux et s'empressent de livrer à la publicité des promesses de découvertes, et annoncent des titres que ne justifie pas le livre! Le propre des gens de haute volée dans les sciences est de publier peu; j'en excepte ceux que leur mauvaise fortune condamne aux galères du journalisme. La découverte était si importante qu'elle ne pouvait manquer d'avoir un retentissement immense, et de rapporter à son auteur une gloire subite; il suffisait d'une étincelle pour mettre le feu à cet enthousiasme tout préparé : Jenner fut prudent, il craignait les mécomptes; d'ailleurs il aimait la science pour elle-même, et non pas pour ce qu'elle rapporte. Son mémoire dédié au docteur Parry était intitulé modestement : Recherches sur la cause et les effets de la variole de vache (*Inquiry into the causes and the effects of the variole vaccine*). Il ne peut donc subsister aucun doute sur l'opinion que Jenner avait du vaccin : pour lui, c'était la variole de la vache. Il faut bien remarquer qu'il ne dit pas que ce fût la variole de l'homme transportée à la vache; non, il dit que la vache a sa petite vérole, sans doute comme l'homme a la sienne ; il ne prétend pas que la variole soit une dans toutes les espèces. Le mémoire dédié au docteur Parry commençait par une introduction sur la médecine comparée (nous n'avons donc pas inventé cette science nouvelle). L'auteur examine les rapports de l'homme avec les animaux, se demande s'il y a dans la domestication quelques inconvénients, si les animaux domestiques ont communiqué des maladies aux hommes. Le cheval, dit-il, a le *grease;* ce virus engendre une maladie dans le corps humain, et cette maladie est si semblable au *small-pox* (petite vérole), que je serais presque tenté de croire que l'origine de la variole est dans le *grease.* Jenner cite alors 33 cas de transmission du grease à l'homme, dont 18 par inoculation volontaire; dans l'un de ces cas, on voit l'homme inoculé ainsi résister ensuite à l'inoculation de la variole. Il cite plusieurs personnes, parmi lesquelles son second fils, inoculées avec succès à l'aide du virus recueilli sur le bras d'une jeune fille qui avait reçu le *grease* ou *horsepox.* Enfin il établissait que le *cowpox* rend l'homme inattaquable par la variole, et que le *grease* produit le *cowpox.* Plus tard. Jenner pensa qu'il fallait que le grease passât par le teton de la vache et devint cowpox pour acquérir les propriétés antivarioliques; mais depuis il réforma cette opinion, et reconnut qu'on pouvait aussi bien être préservé de la variole par l'inoculation directe du virus des eaux aux jambes. Au mois d'avril 1798, Jenner apporta à Londres un échantillon de ce virus pris sur le bras d'une jeune fille nommée Hannah Excell. Le docteur Cline s'en servit avec succès pour inoculer un jeune homme. Il écrivit à Jenner une lettre fort élogieuse, l'invitant à s'établir à Londres, où il ne pouvait manquer de faire une grande fortune. Jenner ne se laissa pas tenter, et s'il quitta plus tard sa campagne qu'il aimait et sa vie douce, ce fut dans l'intérêt de sa découverte, et non pas pour faire fortune. Nul pays n'était mieux préparé que l'Angleterre à cette découverte; l'inoculation fonctionnait comme institution publique ; il y avait à Londres, en 1746 (ce qui n'existe pas encore en 1870 chez nous), un hôpital de la variole afin d'inoculer méthodiquement, et d'isoler les varioleux. En 1765, en Écosse, avaient eu lieu six mille inoculations, et l'on comptait seulement un cas de mort sur 78 personnes inoculées. L'esprit public était préparé; ce n'est pas que la vaccine n'ait eu quelques ennemis imbus des doctrines intolérantes. Le mot de sorcellerie fut prononcé; on insinua que le vaccin établisssait entre les bêtes et l'homme une intimité, une sorte de promiscuité fâcheuse; on semblait craindre quelque résultat extraordinaire de ce mélange du sang de l'homme et de la vache; on parlait de minotaures ! Ces protestations du vieux monde furent sans écho. Pour vous montrer combien cette question de la variole et du vaccin est vaste, et combien d'objets divers elle embrasse, je vais vous citer textuellement un passage d'un manuscrit de Jenner; vous jugerez de l'étendue des vues de cet homme éminent, et peut-être trouverez-vous qu'il a posé bien des questions qui, aujourd'hui, attendent encore une solution. « Nos animaux domestiques (dit-il) sont « sujets à une variété de maladie éruptive; tels sont le « cheval, la vache, le mouton, le porc, le chien et quel« ques autres animaux; peut-être faut-il citer la volaille « aussi. Il y a certainement une raison pour que le « mot de *chicken* (poulet) soit donné à une espèce d'é« ruption qui affecte la peau de l'homme. Dans la pro« vince de Bengale, la volaille est sujette à une éruption

« qui ressemble à la variole, règne parfois épidémique-« ment, et tue ces animaux par centaines. Les Euro-« péens, pour en arrêter les progrès, ont essayé les effets « de l'inoculation sur les poulets. Les Indiens n'ont « qu'un seul mot : *Gootry*, pour désigner cette maladie « et la variole. »

Cette vue d'ensemble sur la question était plutôt le fait d'une intuition que de l'expérience même. Les preuves qui en montraient la justesse abondèrent bientôt : en divers points du globe on découvrit cette sorte d'éruption chez le cheval, le mouton, la chèvre. En Lombardie et en Autriche, on *équina* au lieu de *vacciner*. Une lettre du docteur Heydeck, datée de Madrid en 1804, contient le passage suivant : « Le roi a fait ino-« culer tous les enfants trouvés, avec le *goatpock*, (variole « de chèvre) et cela a réussi. Nous faisons maintenant « la contre-épreuve et nous enverrons les pièces du « procès au docteur Jenner. » De tous les côtés on trouvait le vaccin dans les étables, d'abord en Angleterre, dans le Devon, le Dorset, le Somerset, le Hamsphire, etc. En France, on ne trouva le vaccin natif qu'en 1821 à Clairveaux. Jenner n'avait pas tardé à devenir le centre d'une foule de communications scientifiques; il correspondait avec tous les savants de l'Europe. Il arrivait même quelquefois qu'on lui écrivait, le plus indiscrètement du monde, sur des sujets qu'il n'avait pas étudiés; il semblait qu'il dût tout savoir. La partie pratique, utile, de la découverte, ne pouvait manquer de prospérer en Angleterre; on y vit se former une société pour la recherche du précieux liquide et pour la propagation de la méthode; il se créa des centres de vaccination dans les cadres mêmes de l'Institut d'inoculation; mais il fallut que la vaccination passât par des épreuves sévères. Les premiers essais ne furent pas heureux. On avait placé le siége du comité de vaccination dans un lieu, à coup sûr, fort mal choisi, le *Small pox hospital.* On réunissait, dans une même salle, des varioleux, des inoculés et des vaccinés ; peut-être la même lancette servit-elle alternativement à l'une et à l'autre opération. On vit alors se produire des éruptions locales suivies d'éruptions généralisées; il y eut des cas de contagion; quelques opérés coururent de grands dangers. Le docteur Woodville signala ces faits comme contraires à la doctrine, et l'ardeur des partisans de la vaccination fut un peu refroidie. Ce fut un véritable chagrin pour Jenner que de voir ce premier essai donner, en apparence, des résultats contraires à sa doctrine. Alors les partisans de l'inoculation vantèrent l'ancienne méthode comme supérieure à la nouvelle. On montra par des faits que l'inoculation variolique ne fournissait quelquefois qu'une seule pustule lorsqu'on savait bien choisir l'éruption à laquelle le virus était emprunté ; sous ce rapport, le docteur Adams avait montré des résultats vraiment extraordinaires acquis à l'aide de l'inoculation de la *pearlike eruption.* C'est alors que la diffusion des idées nouvelles amena sur différents points du monde civilisé des essais fructueux et inattendus. La question du *horsepox* fut reprise et définitivement résolue. Ce fut un Anglais, le docteur Tanner, qui eut le mérite d'inoculer le premier le *grease* à la vache. Il en résulta un beau vaccin. Le docteur Tanner se l'inocula à la main en touchant le pis de la vache; avec le vaccin du pis, et avec celui de sa prope main, il vaccina plusieurs personnes; il transmit aussi ce vaccin à des vaches. L'expérience cette fois fut concluante ; elle avait été tentée en vain par deux vétérinaires de Londres, Cobman et Simmons. En 1800, Lupton répéta les mêmes expériences avec succès. En 1801 parut l'ouvrage du docteur Loy, avec ce titre : *Quelques observations sur l'origine du cowpox.* On y trouvait la démonstration des faits suivants : « Le horsepox ou équin est l'équivalent du vaccin, il peut être transmis directement à l'homme et n'a pas besoin, pour le préserver de la variole, d'avoir passé par le pis de la vache. » En 1803, Sacco (de Milan) écrivit à Jenner une lettre dans laquelle il racontait ses nombreuses expériences. Il avait réussi, après avoir lu le livre de Loy, à inoculer le *grease* à la vache; il avait aussi transmis à plusieurs enfants le *grease* qu'un cocher s'était accidentellement inoculé à la main, et il terminait ainsi : « il est donc bien sûr et bien constaté que le *grease* est la cause de la vaccine, et l'on pourra bientôt changer la dénomination de vaccine en celle d'équine. » Il semble que ces faits si intéressants aient été oubliés, puisqu'un corps savant a récemment ouvert une discussion retentissante sur cette même question, qui avait reçu, il y a soixante-cinq ans, une solution presque définitive. Cette transmission du virus équin à la vache est un fait acquis; on en a cherché l'explication; les chevaux, disait-on, ne sont pas enfermés dans les étables avec les vaches, ces animaux ne vivent pas ensemble : comment donc se transmet la maladie? Ce ne peut être par l'air, il faut qu'il y ait un transport matériel; or, les filles de basse-cour, qui trayent les vaches, n'ont point affaire dans l'écurie des chevaux. Toutes ces objections furent facilement combattues ; une anecdote fort simple, rapportée par lord Asaph et citée par Jenner, montra un des modes de la contagion. Lord Asaph eut un cheval atteint de grease; cet animal était enfermé dans une écurie isolée et fort éloignée des étables ; cependant on vit bientôt toutes les vaches de la ferme atteintes du cowpox. Un fait aussi intéressant éveilla l'attention; une enquête eut lieu, on fit comparaître tous les domestiques et valets de ferme, et voici ce qu'on reconnut : le palefrenier qui soignait le cheval malade allait aider sa fiancée à traire les vaches, et c'était lui qui avait été le véhicule du virus bienfaisant. Voici, dans toute sa naïveté, le récit du palefrenier anglais : « Why to be sure, « Sir, that was not my business : but I was then cour« ting my wife; and sometimes, when I had finished my « work, I went to help her in hers. » Ainsi, lorsqu'on veut prendre la peine de rechercher, pour ainsi dire, la filière par laquelle ont passé les faits, on reconnaît presque toujours que la contagion a eu lieu par les moyens les plus simples et les plus directs.

Nous pouvons déjà nous arrêter et nous demander quels ont été les résultats immédiats de la découverte du vaccin. Ces résultats ont été admirables. La variole tuait jusqu'à un sixième de la population. On vit des pays abandonnés par leurs habitants qui fuyaient l'épidémie; c'est ainsi que la capitale du Thibet demeura déserte pendant trois ans. En Russie, on compta deux millions d'hommes morts en un an par la variole. Le docteur Lettsom (de Londres) a calculé qu'il mourait annuellement en Europe 210,000 personnes par la variole. Bernouilli pensait que la mortalité annuelle, par la variole, pour le monde entier, était de 600,000 personnes. D'après un autre statisticien, la variole tuait 70 habitants sur 1,000. Diverses mesures furent prises par les gouvernements pour assurer aux peuples le bienfait de la vaccine; il y en eut qui employèrent la contrainte : il ne manqua pas de libéraux en quête d'abus qui flétrirent cette tyrannie; c'était mal choisir son objet. L'Autriche eut le bonheur de rencontrer un vaccinateur zélé et infatigable, le docteur de Carro, dont le nom mérite d'être cité après celui de Jenner. L'Angleterre envoya des vaccinateurs dans toutes ses possessions, principalement dans celles de ses colonies où étaient enfermées de grandes masses d'hommes, par exemple dans les garnisons de Gibraltar et de Malte. L'île de Ceylan fut des mieux partagées; en 1802, on y vaccina 128,732 personnes; on continua ainsi dans les années qui suivirent, si bien qu'on n'observa pas un seul cas de variole dans l'île, de février 1808 à octobre 1809, époque où un navire venant du Malabar apporta de nouveau la maladie; mais cette fois elle fit peu de victimes. Ainsi on peut espérer d'éteindre complétement la variole. En Suède, où la nouvelle méthode fut mise en pratique avec vigueur, on fut trente ans sans être visité par la variole. A Anspach, en Bavière, le district contient 300,000 habitants; or, la vaccination y fut si bien pratiquée, qu'il n'y eut que 4 cas de mort en 1809, et que de cette époque en 1818 on n'en cita pas un seul cas, tandis qu'en 1797, en 1798, en 1799, il mourait 500 varioleux par an. En Prusse, avant la vaccination, il mourait 40,000 varioleux par an; en 1817, après la vaccination introduite, il en mourut 3,000 seulement. En France, où l'introduction de la vaccine fut plus lente, il mourut encore 12,857 personnes de la variole, de 1818 à 1819. Les grandes guerres ne sont pas favorables aux arts utiles. En France, nous avions, au moment de la découverte de Jenner, une situation isolée, nos relations extérieures étaient fort empêchées; un peu plus tard, le blocus continental rendait difficile toute communication avec l'Angleterre. Cependant, en 1800, le gouvernement français envoya à Londres des médecins pour étudier cette question, et c'est sur leur rapport que fut fondée l'institution des médecins vaccinateurs cantonaux. Cette institution fonctionne encore aujourd'hui.

Vous parlerai-je des luttes et des désillusions de Jenner? Je serai bref sur ce sujet. Plusieurs adversaires se déclarèrent; l'un d'eux, le docteur Jugenhous, qui se disait médecin des têtes couronnées et qui avait inoculé la variole à la famille impériale de Vienne et au grand duc de Toscane, prétendit que le vaccin ne préservait pas toujours de la variole. Le fait était vrai, mais exceptionnel. Jenner répondit énergiquement à cette dangereuse objection, et, le 5 avril 1799, il publia un appendice à ses recherches sur le *cowpox*. Il résidait alors à Cheltenham; il recevait des lettres et des demandes à l'infini; il ne pouvait satisfaire tous ses correspondants; on s'adressait à lui pour obtenir du *cowpox;* la maladie vint à faire défaut dans les étables. Un médecin actif et qui sut tirer un parti fructueux de la vaccine, le docteur Pearson, d'abord l'élève et l'ami de Jenner, ne tarda pas à se mettre à sa place, à se faire centre, à correspondre avec le public, et à faire rechercher pour son compte le vaccin par toute l'Angleterre. Pearson eut, du moins, le mérite de démontrer que les enfants vaccinés par Woodwille et qui avaient, à la suite, été atteints de la variole, avaient été opérés avec une lancette ayant servi précédemment à l'inoculation de la variole. Pearson devenant le chef de l'idée et du fait, suivant l'expression anglaise, Jenner fut vivement pressé de venir à Londres. Il quitta Berkeley et vint s'établir dans la capitale. A ce moment Woodwille, qui avait pratiqué deux cents vaccinations, publiait son livre sur la vaccine, ou plutôt contre la vaccine. On y trouve les passages suivants qui sont erronés : « La « vaccine ne vient pas du cheval... Elle peut engendrer « une éruption très-dangereuse... S'il est admis qu'une « personne sur cinq cents mourra du cowpox, je con- « fesse que je ne suis pas disposé à introduire cette « maladie (le cowpox) dans l'hôpital d'inoculation, « puisque sur 5,000 cas d'inoculation variolique, le « nombre des morts n'a pas dépassé 1/600ᵉ. » Jenner répondit en vaccinant 700 personnes, dont plusieurs étaient de sa famille. La nouvelle doctrine eut rapidement des adeptes fervents, presque des fanatiques; les femmes devinrent apôtres, et la foi nouvelle se répandit par tout le monde. Parmi les pays qui accueillirent le plus rapidement ce progrès, il faut citer la Suisse; le docteur Odier vaccina à Genève, en 1801, 1,500 personnes. En Amérique, le docteur Waterhouse inocula à ses sept enfants le vaccin que Jenner lui avait envoyé, puis il tenta en vain de leur inoculer la variole. En 1802 il publiait un traité de la vaccine rempli de faits intéressants. En France, Dezoteau et Valentin, dans leur Traité de l'inoculation, avaient signalé la découverte de Jenner. Dès 1800, le docteur Colladon, de Genève, apportait à Paris du virus vaccin pris à Londres, et l'on faisait à la Salpêtrière, dans le service de Pinel, des essais infructueux. Un comité formé de membres de l'Institut et de l'École de médecine dépêcha à Londres Aubert, qui revint insuffisamment éclairé. Un personnage riche et bienfaisant, M. de la Rochefoucauld, qui avait résidé à Londres, fonda à Paris une institution de vaccine; le ministre de l'intérieur, Lucien Bonaparte, souscrivit, et le 5 avril 1800, la maison du docteur Colon s'ouvrait à la vaccination publique. Vers la même époque paraissait en France le mémoire de Jenner, traduit par le comte de la Roque. A ce même moment, le préfet de la Seine décrétait la fondation d'un hôpital central pour la pratique de la vaccination. Partout la vaccine s'introduisait; les fléaux marchent vite, ainsi doit marcher la science qui les combat. L'Espagne, en décembre 1800, connaissait les bienfaits du vaccin. Le docteur Marshall, parti de Londres, vaccinait les soldats de Gibraltar et de Malte, et s'arrêtait pour vacciner à Naples et à Palerme. Les flottes, les armées étaient soumises à une vaccination générale; on vaccinait dans l'Inde, à Constantinople même, grâce à l'intervention de lord Elgin. On osait tout tenter en fait d'inoculation; le docteur White s'inoculait à cette époque la peste et en mourait. En 1801, la vaccine faisait son apparition en Russie; l'empereur écrivait à Jenner et lui envoyait un cadeau. L'impératrice avait fait vacciner en sa présence un enfant qu'elle avait dès lors baptisé plaisamment du nom de *Vaccinof*. En 1802, on fit une pétition à la Chambre des communes pour qu'une récompense nationale fût accordée à Jenner; on calculait qu'à ce moment 2 millions d'hommes déjà avaient été vaccinés. Le Parlement donna à Jenner 750,000 francs.

Parmi les correspondants de Jenner, nous sommes heureux de citer le nom d'un médecin français, Valentin de Nancy, dont le zèle fut infatigable et contribua puissamment à l'établissement définitif de la vaccination dans nos institutions. Cette correspondance ne se faisait pas sans difficulté; les lettres prenaient de grands détours à cause de la guerre, elles passaient par Gibraltar et même par la Sicile. En 1804, Napoléon envoya à Jenner une grande médaille, et Jenner s'empressa d'utiliser le bon vouloir de ce puissant adepte, en demandant, non une distinction pour lui-même, mais la liberté de deux de ses concitoyens Wickham et Williams, qui étaient retenus en France. Corvisart présenta la requête qui fut accordée. En 1808, Jenner fit également rendre à la liberté le jeune Pavel, sujet anglais fait prisonnier par les forces espagnoles, au Mexique. Il fut moins heureux vis-à-vis de son propre gouvernement, dont il ne put obtenir un ordre d'élargissement pour un de nos compatriotes, le capitaine Husson, retenu prisonnier sur les pontons anglais. Ne vous semble-t-il pas, messieurs, qu'il y a quelque chose de grand dans cette attitude du savant qui intercède auprès des princes pour la liberté de pauvres prisonniers? Il y a tant de savants qui ne postulent que pour eux-mêmes!

L'année 1811 apporta quelques soucis à cette existence honnête et bien remplie. Diverses opinions inattendues surgissaient à l'occasion du vaccin; on agitait les questions de l'influence du vaccin sur la marche de la variole, de la durée de l'innocuité acquise par la vaccination ; on pensait trouver dans le cowpox un préservatif même contre la peste. Enfin, on se demandait si le cowpox et la variole étaient une seule et même maladie. Le docteur Dunning émettait l'avis qu'il était nécessaire de réserver une pustule vaccinale intacte, pour que le vaccin produisît tout son effet. Quelques événements malheureux, entre autres le fait d'une variole survenue chez le fils du duc de Crosvenor vacciné depuis dix ans, firent un instant hésiter l'opinion. Jenner fatigué quitta Londres. Il y revint pendant quelques jours en 1814, lors de la visite de l'empereur de Russie et de la duchesse d'Oldenbourg; ces puissants hôtes, pressés de voir tout ce que l'Angleterre renfermait d'illustre et d'intéressant, demandèrent Jenner;

on le leur montra. Il ne tarda pas à retourner dans sa province dont il préférait le calme au tumulte de la grande ville. Il mourut en 1823, à l'âge de 74 ans, dans sa bibliothèque, frappé d'une attaque d'apoplexie. Sa vie avait été douce et honnête, il l'avait accommodée sagement à la nature même de son génie. Il ne fut pas chargé d'honneurs, il se réserva beaucoup de temps pour l'étude, il cultiva quelques amis, et il conserva jusqu'à la fin une grande confiance dans la science. Jenner n'eut jamais de grandes illusions sur sa propre valeur, et il fit une très-grande découverte le plus modestement du monde; ses biographes énumèrent longuement la liste des brevets que lui avaient envoyés les académies et les universités; il ne paraît pas qu'il ait jamais reçu aucune décoration. J'ajoute qu'il eut l'avantage de n'être pas un personnage officiel.

Peut-être devrais-je m'arrêter ici, mais l'œuvre commencée par Jenner n'est pas finie. Plus que jamais l'intérêt se porte sur cette grande question des virus et des maladies communiquées par les animaux à l'homme. La variole fait d'ailleurs encore un trop grand nombre de victimes parmi nous... Comment ne pas dire quelques mots de cette grande question d'hygiène publique où la médecine prend vis-à-vis d'une administration envahissante une place inexpugnable. Nous ne sommes pas assez protégés contre la variole, nos institutions en ce point sont défectueuses. La revaccination est devenue une nécessité, car l'immunité vaccinale ne dure qu'un temps; il faut organiser des services publics pour un but si utile. Il faut que nos hôpitaux surtout cessent de produire et d'entretenir des foyers de variole. Cherchons les moyens de créer des centres de production pour le vaccin, créons-les artificiellement. Dejà quelques médecins, mus par le seul sentiment du progrès à accomplir, ont entrepris cette tâche. Il ne faut plus qu'on dise qu'en plein XIXe siècle, dans un pays qui s'admire et se loue lui-même, on ne peut pas vacciner en temps d'épidémie variolique, faute de vaccin. Permettez donc que nous revenions sur les origines du vaccin et sur les divers moyens de l'obtenir; je ne vous citerai que des faits historiques et d'une authenticité certaine, je les ferai passer rapidement sous vos yeux sans ordre et sans méthode, n'ayant d'autre but que de vous montrer la richesse singulière de cette question inépuisable ou du moins trop peu explorée de nos jours.

Jenner avait déclaré que le vaccin provenait du *grease* des chevaux. Tanner, en 1800, avait fait publiquement cette expérience. En 1801 parut le livre du docteur Loy sur ce sujet; le point de départ de ses expériences fut un maréchal ferrant, atteint d'une éruption contractée au contact d'un cheval. Un second fait semblable se présenta bientôt, avec transmission du virus par l'homme inoculé à un autre homme. Loy avec ce virus inocula une vache, le neuvième jour une pustule parut, et avec le pus de cette pustule on vaccina un enfant. Puis il inocula directement le grease à une vache. recueillit sur celle-ci le vaccin qu'il transmit à un enfant, et avec le vaccin de cet enfant il en vaccina plusieurs autres. Loy distingua deux espèces de *grease*. Dans la première espèce, il survient un malaise avec fièvre qui cesse quand l'éruption paraît au talon, et quand il se déclare une éruption sur la plus grande partie du corps de l'animal. C'est alors que la maladie se reproduit sur la vache et sur l'homme. Le moment le plus favorable pour cette inoculation est le quatorzième de la maladie, qui est le septième de l'éruption. La seconde espèce n'est qu'une maladie locale qui ne se prête pas à l'inoculation. Sacco écrivait en 1803 à Jenner : « La lecture du petit livre de M. Loy m'a encouragé à tenter des expériences. » Il inocula en effet à neuf enfants et à une vache le virus recueilli sur le bras d'un palefrenier qui soignait un cheval atteint des eaux aux jambes. Trois de ces enfants furent *équinés* et fournirent de l'*équin* qui servit à quatre autres générateurs d'enfants soumis à l'inoculation. Son traité publié en 1809 sous ce titre : « Trattato, di vaccinasione con osservazioni sul giavardo e Vajolo pecorino, » contient bien d'autres faits. En 1802, Marchelli, à Gênes, annonçait la possibilité de remplacer le vaccin par la variole des moutons. Sacco avait lui-même vacciné soixante-dix moutons; en 1804, il vaccina des enfants avec ce virus recueilli sur les moutons. Legni fit les mêmes expériences. En 1806, Sacco inocula de nouveau des moutons, et montra qu'ils deveuaient impropres à contracter la maladie épidémique et contagieuse à laquelle ils sont sujets, et qu'il appelait variole des moutons. Il transmit également ce virus à la vache, et eut un vaccin qui fut inoculé avec succès à des enfants. Ces faits nous paraissent extraordinaires; ils sont presque ignorés, et pourtant ils sont authentiques; si l'on en doute, qu'on expérimente de nouveau ! Jenner cite le fait d'un cocher qui trayait une brebis; il était atteint du *grease*, il le transmit à la brebis, puis de la brebis à la vache, et sur la vache une servante fut inoculée. En Perse, d'après Valentin, l'éruption des moutons est fréquemment communiquée à l'homme. De Carro, qui a été le grand propagateur de la vaccine en Autriche, faisait parvenir le virus inoculable dans les pays les plus éloignés. Il envoya à Bagdad le virus recueilli sur un enfant inoculé à Vienne avec le *grease*, et telle est l'origine du vaccin moderne en Asie. « On peut donc dire, écrivait-il en 1823 à Valentin, que l'Asie a été équinée, et l'Europe plutôt vaccinée. Ces deux matières, qui de nos mains passèrent dans une infinité d'autres, étaient tellement semblables que j'en perdis la trace, et qu'il m'est impossible de dire si, dans celle que nous entretenons depuis tant d'années dans la monarchie autrichienne, il y a plus de vaccin que d'équin.

En 1801 et 1802, à Nancy, Valentin vaccinait avec succès la vache, la chèvre, l'ânesse, le mouton, le chien, et avec tous ces vaccins il inoculait l'homme. Bégin était vacciné avec le virus de l'ânesse, ou *asiné*, son frère avec celui de la chèvre, ou *capriné*. Ces expériences sont attestées par une commission de médecins et par les autorités de la ville de Nancy. Sacco avait vacciné 230 chiens, pour les préserver de la maladie catarrhale. Heydeck de Madrid en 1804 écrivait à Jenner : « Le roi a fait inoculer tous les enfants trouvés avec le goatpock (vaccin de chèvre), et cela a réussi. »

Quant à la possibilité de transmettre le vaccin artificiellement à la vache, c'est un fait démontré, soit qu'on le prenne sur la vache, soit qu'on l'emprunte à l'homme; plus de cinquante expérimentateurs connus ont réussi dans cette entreprise.

Messieurs, il y a une autre question plus grave, c'est celle de l'inoculation de la variole de l'homme aux animaux, Plusieurs essais tentés dans ce sens furent d'abord infructueux. Gassner de Günzboug réussit en 1807 à inoculer la variole de l'homme à la vache. En 1836 et en 1839, le docteur Thiélé de Kasan fit la même expérience avec succès, et transmit à l'homme jusqu'à la soixante-quinzième génération (de vaccinés) le virus recueilli sur la vache. Ceely, en 1839, cita des faits semblables; en 1840, Ritter de Munich reprit l'expérience. Steinbrenner a recueilli tous ces faits épars. En 1833, le gouvernement danois saisit une commission scientifique de cette question. Le professeur Viborg, du collége vétérinaire de Copenhague, dit avoir réussi à communiquer la variole humaine à des chiens, à des singes, à des porcs. A Berlin, il a été prouvé, dans des expériences publiques, que la variole peut être inoculée à la vache.

J'ai trop longtemps arrêté votre attention, j'ai hâte de finir; ces faits sont si intéressants, ils surexcitent à un tel point la curiosité scientifique, qu'on ne s'en détache qu'avec peine. Je ne vous propose aucune solution. J'ignore si la variole est une, ou si elle est multiple comme les espèces animales elles-mêmes. Que devons-nous faire? Il faut nous souvenir de cette parole de Hunter à Jenner : Ne pensez pas, mais essayez. Il faut essayer si réellement l'*équin* est aussi bien que le vaccin un préservatif contre la variole, et s'il faut chercher le virus-antidote aussi bien dans les écuries que dans les étables. Si les faits que nous avons cités sont vrais, il faut que nous ayons des chevaux, des moutons, des chiens, des chèvres, des animaux domestiques de toute sorte, portant sur eux ce qui doit nous préserver de la variole. Il est inutile de nous mettre en frais, et d'employer la diplomatie pour faire venir de loin ce que nous pouvons créer chez nous. N'oublions pas la syphilis vaccinale, et puisons le vaccin aux sources pures.

Je termine cette trop longue conférence par un vœu : c'est que les personnes qui ont quelque influence sur les destinées de l'hygiène publique fassent auprès de l'administration une démarche pour que cette question soit de nouveau mise à l'étude, et pour finir par trois propositions, je demande :

1° Une école d'expérimentation;

2° Le cowpox en permanence;

3° Une réforme dans le service de vaccination des hôpitaux (1).

(1) Les expériences récemment entreprises par une commission de médecins lyonnais, et publiées par les soins de MM. Chauveau, Viennois et Meynet, ont jeté un jour nouveau sur les origines du cowpox et du grease, ainsi que sur les rapports de la variole avec l'éruption analogue observée sur la vache et sur les solipèdes. Ces observations présentent le plus vif intérêt, et fournissent une solution inattendue à cette question complexe et litigieuse. L'Académie de médecine a été mise en demeure de se prononcer sur ces faits. D'autre part, M. le docteur Lanoix, suivant l'exemple donné par le docteur Palasciano à Naples, a introduit en France l'institution de la vaccination artificielle de la vache, et poursuit avec un zèlé infatigable une réforme de la vaccination, qui ne peut tarder à s'accomplir. Déjà M. Husson, directeur de l'Assistance publique, a institué un service régulier de vaccination par le cowpox dans les hôpitaux de Paris. Enfin M. Depaul a plaidé éloquemment dans le sein de l'Académie de médecine la cause du cowpox.

FIN

Coulommiers. — Typog. A. MOUSSIN.

www.ingramcontent.com/pod-product-compliance
Ingram Content Group UK Ltd.
Pitfield, Milton Keynes, MK11 3LW, UK
UKHW020352250726
13967UKWH00005B/2243

9 782012 889941